Literaturliste

AF200980

A. Einstein: Wikipedia
J. Habermas: Theorie des kommunikativen Handelns
D. Kahnemann: Spiegel.de, Wikipedia
E. Kandel: Biologie des Geistes, Suhrkamp
B. Mandelbrot, E. Schrödinger: Wikipedia
Melatonin, M. Planck, R. Clausius, Vimana: Wikipedia

Thomas Sonnberger: Das geheime Leben der Flüsse, Schwingung bereinigt Unnötiges, BoD
Thomas Sonnberger: Das geheime Leben der Hunde, Wölfe, BoD
Thomas Sonnberger: Der Magische Garten, Super-(t)raum Gartenraum, BoD
Thomas Sonnberger: Jus in einer Stunde verstehen, Jus-Coaching, BoD
Thomas Sonnberger: Mathe in einer Stunde verstehen, Konzentrieren wie ein Weltmeister, BoD
Thomas Sonnberger: Rapid learning, Selbstbewusstsein, BoD
Thomas Sonnberger: Selbstorganisierende Rhetorik für Finanzmanager, BoD
Thomas Sonnberger: Super(t)raum Wohnraum – Die magische Wohnung, BoD

Buch, Wunderkalender, Bullet

zum Seminar

Bäume in die Klassen, Wälder in die Schulen

smarter, vitaler, jünger

Ihre Fragen beantworten wir gerne
auf:

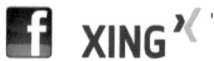

Wela e.V.

Geistiges Eigentum © 2010 by Thomas Sonnberger

Druckfehler und Irrtümer vorbehalten.

ISBN: 9783748111368
Herstellung und Verlag: BoD – Books on Demand, Norderstedt

Warum Bäume?

Bäume wachsen nicht in den Himmel, im Gegenteil, sie schließen das Wachstum ab, wenn die Baumkrone in der Waldgesellschaft das Licht erreicht hat; dann geben sie ihr ganzes Know-how dem Wald wieder zurück.

Ja, wenn sie jung sind, da kämpfen die Bäume um jede Lichtlücke; aber wenn sie erwachsen sind, stellen sie das Wachstum ein und helfen der nächsten Generation.

Bäume sind intelligent oder besser gesagt, sie dirigieren Milliarden Mikroorganismen.

Von dem Stoff aus dem die Bäume sind: ist nur ein winziger, kleiner Teil von der Erde; der Großteil stammt vom Wasser.

Zellulose, der Stoff der Bäume, entsteht nur zu einem halben Prozent aus Erde, der Rest, der überwiegende Teil der Zellulose stammt vom Wasser und aus der Photosynthese.

Die Photosynthese spaltet CO_2, einen Bestandteil aus der Luft, den wir ausgeatmet haben, und wandelt es um in Sauerstoff, den wir zum Atmen brauchen. Eine Zelle, die keinen Sauerstoff bekommt, endet.

Eine lebendige Zelle teilt, sprich: verjüngt, sich, solange sie Sauerstoff bekommt. Könnten wir den Sauerstoff

in unsere Zellen bringen, wären wir für immer jung ...
Das Chlorophyll ist grün, da es aus einem Magnesiumatom besteht.

Im menschlichen Körper arbeitet eine ähnliche chemische Formel. Statt dem Magnesiumatom verfügt der Mensch über ein Eisenatum; genauer gesagt das Hämoglobin, um das Blut rot zu färben.

Bäume sind in einigen Bereichen wie wir, und im Sinn der Wirtschaftlichkeit sind sie uns weit überlegen.

Denn im Wald gibt es keinen Abfall, sondern eine Kreislaufwirtschaft.

Es gibt keinen Abfall, alles ist nötig und genial einfach.

Wenn Bäume verletzt sind, dann ergeht es ihnen so wie uns und sie versorgen die Wunde; aber mit Harz.
Harz ist ihr Desinfektionsmittel; es heilt, schützt genial einfach.
Damit das Harz zur Wunde kommt haben sie ein Sanitäterteam, genannt die Mikroorganismen.

Wie wir wissen, besteht Zucker auch aus einer Kohlenstoffverbindung; ähnlich wie Zellulose, aber sie befindet sich im Saftstrom.
Früher haben die Leute auch beim Ahorn den Saftstrom angezapft und das Zuckerwasser, heißt den Ahornsirup, mit nach Hause genommen, fertig war der Drink, also, der Waldtrunk.

Jetzt stehen wir vor der Lösung; die Mikroorganismen bekommen das Zuckerwasser, damit sie das Harz zur verwundeten Stelle bringen.

Bäume würden sagen: "Harz heilt alles, bis auf den Tod."

Durch das Harz schützt sich der Baum vor Infektionen und Pilzerkrankungen.

Auch Bienen bekämpfen Infektionen. Sie heilen und schützen sich mit Propolis.

Wirtschaftsmethode der Bäume

Das Holz kann man im Hausbau für den Kreislauf der Wirtschaft nützen; denn nichts hält länger die Wärme als Holz. Umgekehrt gesagt, nichts ist in Bezug auf Wärmedämmung so träge wie Holz. 36,4 cm Holz kann soviel Wärme dämmen wie 920 cm Beton (...), also, um den Faktor des 25 Fachen. (Thoma.at)

Holz (ohne Leimverklebung)

- verhindert die Schimmelbildung
- spart erheblich bei den Heizkosten und
- vernetzt uns mit der Natur.

Natur verbindet uns, hält uns zusammen

See it.

Denn Natur ist keine Gegend, sondern eine Erfahrung.
Aus der Beobachtung von Naturereignissen haben chinesische und europäische Ärzte auf den menschlichen Organismus geschlossen. Platon und Aristoteles berichteten über die Heilkraft der Naturelemente.

Deshalb sind die symbolischen Darstellungen aus den vier Elementen: Erde – Feuer – Wasser – Luft: „die Schöpfung" und der Ursprung der Kunst und der Sprache. Zeichnungen in den Höllen sind starke Hinweise.

Was ist der Unterschied zwischen östlicher und westlicher Medizin?

Die Schulmediziner fragen vorrangig nach dem „Warum" einer Krankheit und die östlichen Mediziner fragen nach dem: „Wie" kann ich gesund machen?

Deswegen verfolgen westliche und östliche Mediziner unterschiedliche Ansätze zur Heilung; die wir aber nicht ausspielen wollen.

Östliche Mediziner arbeiten mit den Emotionen, damit Krankheiten erst gar nicht entstehen und die Menschen smart, stark und vital sind.

Der einfache Weg - ist oft einfach der Weg.

Emotionen wirken

supraneuronal, ohne Reibung

Emotionen sind die Hauptdarsteller unserer Untersuchungen, weil:

- sie Gesundheit und Lernerfolg beeinflussen
- sie haptische Erlebnisse, den Wert der Reliquien beeinflussen
- sie eine Hormonkur (griechisch Antreiber) anregen
- sie Ausdauer, Leidenschaft (griech. Östrogene) anregen
- wir Licht, Durchblick, Freude der Stimulanz zuordnen
- wir Taktik, Wachstum der Dominanz zuordnen
- Fachwissen (das Wesentliche, Glaube, Positionierung) Honorar (Ehre) und Anerkennung bringen
- wir Ernte, Zeiterfüllung der Balance zuordnen
- das Muster relativ und nicht das Leben, ist

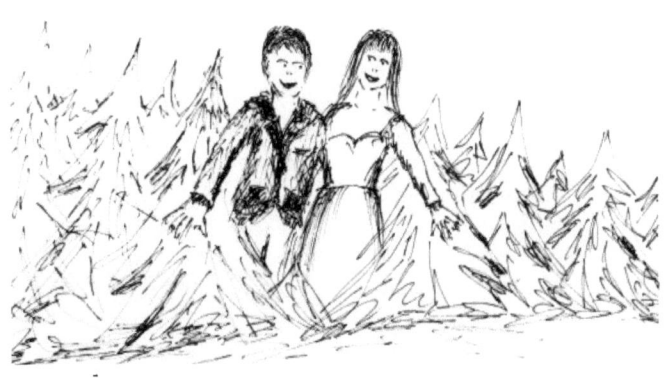

See it.   7

Vom Wunder
der Kommunikation

reden wir, wenn wir die Einstellung ändern.

Wir kommunzieren, weil wir

- an uns glauben

- wissen, dass ein Löwe mit Sorgen nicht reisen kann.

- eine Entscheidung treffen, bevor sie die anderen treffen, und deshalb ziemlich richtig liegen.

- wissen, dass gemäß der Spieltheorie alles ein Spiel ist, auch der Verkehr, das Gespräch

- wissen, dass Humor funktioniert, wenn wir die Versöhnung parat haben.

Ideen

Wie machen es die Blumen?

- Stimulanz: Licht, Entstehung des Lebens

- Dominanz: Wachstum, Tastsinn

- Balance: Durchlässigkeit, Vernetzung

  Durchlässigkeit hält jedem Regen stand. Die Erde nimmt Wasser und Wärme auf und gibt Wasser und Wärme ab – je nach Situation.

Was können wir für
unser Leben davon übernehmen?

- **Durchblick, Freude:**   Stimulanz

- **An uns glauben**   Dominanz

- **Durchlässigkeit:**   Balance

Thomas Sonnberger

I am ready

Die Hölle ist die Schattenseite in uns, wenn wir uns nicht selbst erkennen wollen. Durch die Hölle können wir Verlust oder Höllenqualen erkennen.

Umgekehrt:

Selbsterkenntnis ist Gotteserkenntnis, wenn du ahnst, wagst und staunst, hat Sokrates im erweiterten Sinn einmal gesagt.

Deshalb ist die Hölle der Ort unserer Schattenseite, die Höllenqualen verursachen kann. Eine Warnung, dass wir jetzt was machen müssen.

Ein gesunder Mensch hat 1000 Wünsche, ein Kranker einen.

Dorthin führt uns der Stoff von Goethe, bis der unzufriedene, gierige Dr. Faust sagt: „Augenblick verweile, du bist so schön." Jetzt erst erkennt Dr. Faust die Kraft und Vielfalt der Gegenwart. Jetzt können wir die Kraft nützen.

Dennoch geraten wir leicht in eine Opfer- oder Täterrolle, obwohl wir nichts damit zu tun haben.
Zur Zeit erklären uns die Salafisten wieder, was die Hölle auf Erden ist.

Auch die falsche oder übertriebene Verhältnismäßigkeit (Äquidistanz) kann die Hölle auf Erden, die Unterwelt, die Ungerechtigkeit, bedeuten.
Dem Fegefeuer verdanken wir den Reinigungsprozess oder den Läuterungsprozess.

12 It is only inspiration.

In der Forstwirtschaft ist die Läuterung das Ausmisten von unnötigen Ästen oder jüngeren Bäumen, die andere Bäume an der Entfaltung hindern.

Hölle heißt, nicht loskommen vom Grübeln oder der Wiederkehr des Unerträglichen, wie es Nietzsche genannt hat. In der Wiederholung des Unterträglichen, einer Demütigung kann es eine quälende Beziehung sein.
Im Mittelalter war die Hölle der Ort der Gottesleugner und der Menschen, die die Religion kritisiert haben.

In der Antike wurde die Unterwelt als Verweigerung von Sinn gedeutet.

Übung: Durchblick, Ritual

Wie sieht ein Auto von Apple aus?
Wie sieht ein Sessel aus Blockholz aus?
Wie sieht ein Tisch ohne Kanten aus?
Wie sieht ein Handy von BMW, Mini, Ikea aus?
Wie sieht ihr Name mit bunten Buchstaben aus?
Wie sehen Landschaft, Dom, Hund, Katze etc färbig aus?
Wie singt das Kniekehlchen ..?
Welches Naturerlebnis macht meinen Körper spürbar?

See it.

Auch die Biene ist ein Vorbild, ein schönes sogar. Wenn die Sonne wärmt, folgen sie ihrem Geruch und fliegen von Blüte zu Blüte. Sie fliegen nicht sinnlos durch die Gegend, obwohl es manchmal so scheint, sondern erkunden neue Blüten.

Wenn Seitenwinde auftauchen

- starten sie durch
- fliegen weiter und
- landen später.

Warum? Der Seitenwind ist keine Strafe, sondern eine excellente Befähigung. Siehe Buch: „Das geheime Leben der Bienen"

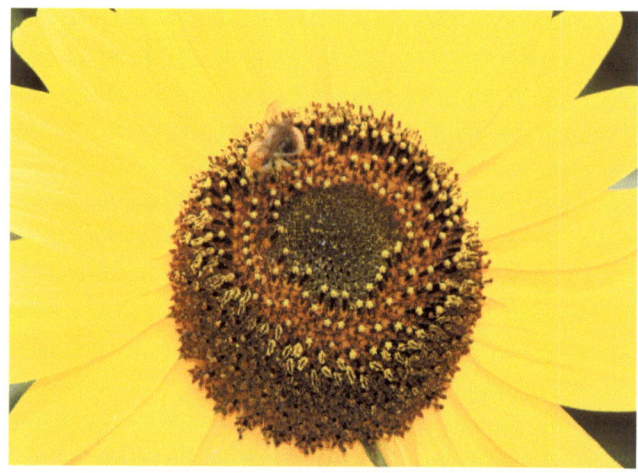

14 It is only inspiration.

Tausende Bienen können in 20 Minuten den Stock wechseln, im Sekundentakt zur Wabe fliegen und dabei noch TANZEN, um sich zu verständigen.

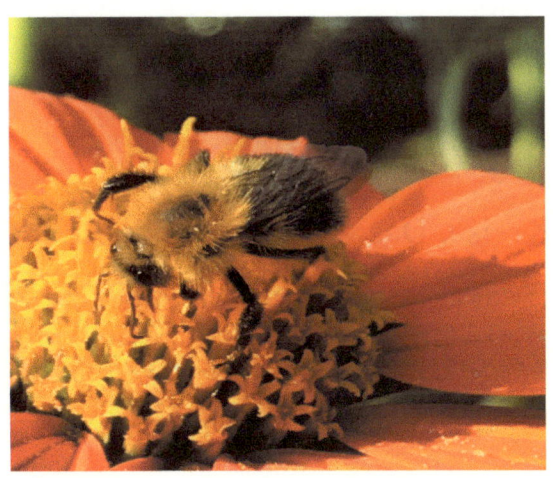

See it.

Wunder-Kalender

Inhaltsverzeichnis

Monate, Tage

Themen:

Training

Kreativität

Legende:

Zeichen

- Kreise. Das Ziel ist rund, klar, ok
- Dreieck: 3 Punkte vom Ziel sind klar
- Rechteck: Das Ziel ist noch fern, Mythos, weites Land

See it.

1
2
3
4
5
6
7
8
9
10
11
12
13
14
15
16
17
18
19
20
21
22
23
24
25
26
27
28
29
30
31

18 It is only inspiration.

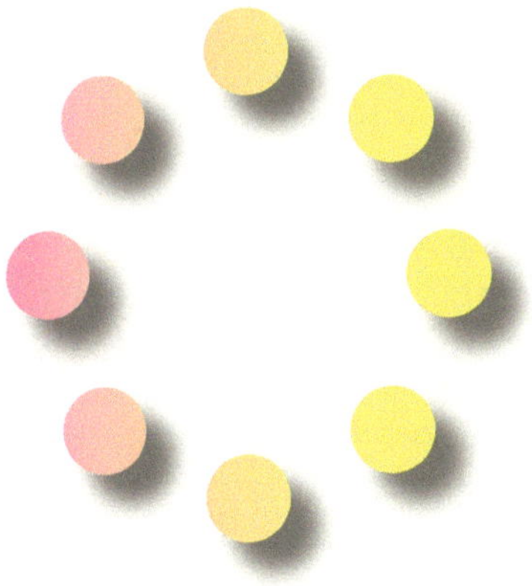

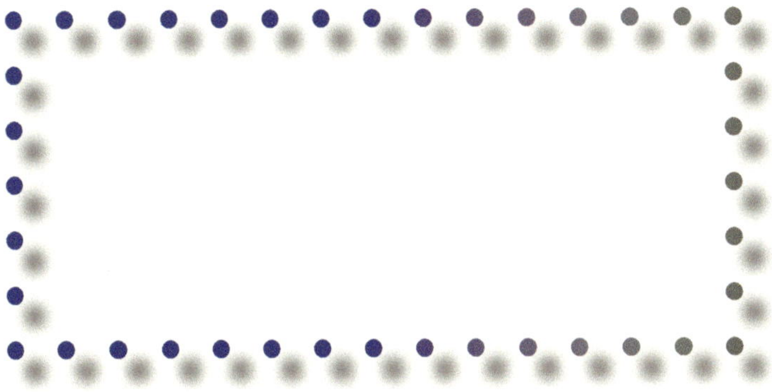

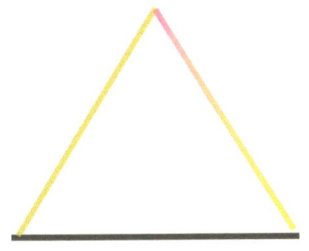

See it.

Spiegelneuronen verstärken,
was wir wahrnehmen

- Genießen Sie Ihr Zuhause?
- Ist Ihr Zuhause Ihre Handschrift?
- Können Sie sich in der jetzigen Wohnung komplett entspannen?
- Finden Sie Zeit und Raum in Ihrem Zuhause, wenn Sie es brauchen?
- Fühlen Sie sich sicher in Ihrer Wohnung?
- Fühlen Sie sich mit dem Zuhause verbunden?

Bringt der kleinste Dominostein den größten zu Fall?
Mit den Stimmungen ist es ebenso.

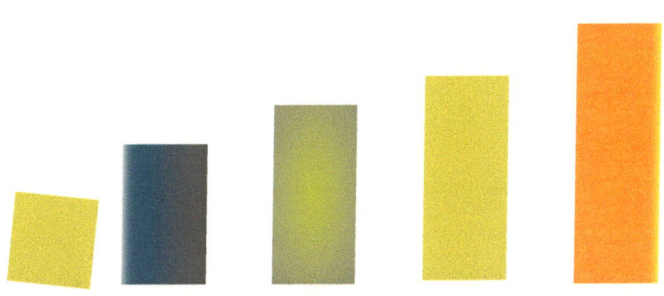

Genau. Es genügt eine kleine, feine Anregung.
Du bist viel stärker – dein ganzes Leben lang.
Du kannst noch immer die Grenzen verschieben, wenn
du von Sachen loslässt, wo du weißt, dass sie hinderlich
sind.

Übung:

- *Fühle dich frei oder*
- *erstelle ein Kontrastprogramm (einen Tapeten-*
  wechsel)

See it.

Fasten und bewegen bewirken viel und halten die Adern jung

Bewegung führt zum Verjüngungsmolekül.

Deshalb ist die effektivste Form, mit der wir den Alterungsprozess beeinflussen können, viel Bewegung und der richtige Umgang mit Nahrung.

Denn Bewegung – so im Tiermodell bewiesen – stärkt die Nervenzellen.

Und eine starke Nervenzelle bewirkt einen Tonus, damit wir uns selbst erkennen.

Das Jungbrunnen-Molekül fördert

* die Zellteilung,
* erzeugt junge Zellen und
* versorgt die inneren Organe

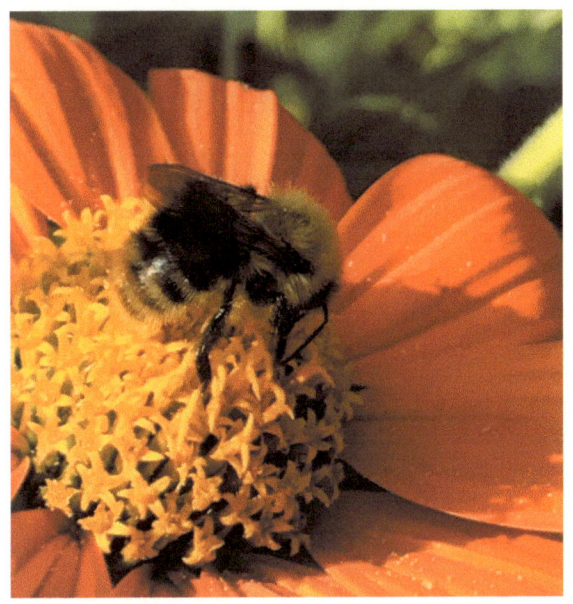

Die Biene – Vorbild für Slapstick, Hawaii-Tanz

Wenn Arbeiterbienen fruchtbare Nahrungsquellen entdeckt haben, verständigen sie mit tanzenden Bewegungen die anderen Bienen im Stock.

Schmetterlinge und Hummeln sind ebenfalls wichtige Bestäuber, aber sie leben nicht in so großen Gemeinschaften wie die Bienen.

Die multisensorische Intelligenz der Pflanzen und Tiere zeigt uns, wie man Licht, Wasser und Rhythmus nutzen kann.

See it.

Training

It is only inspiration.

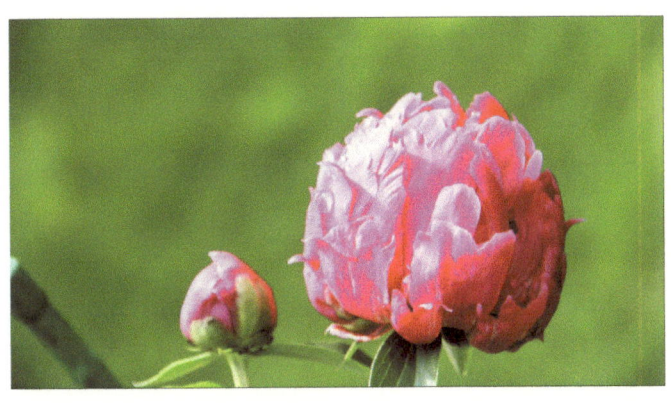

Ballkontrolle, Stimmkontrolle

See it.

Kreativität

26 It is only inspiration.

Kreativität

1
2
3
4
5
6
7
8
9
10
11
12
13
14
15
16
17
18
19
20
21
22
23
24
25
26
27
28
29
30
31

28 It is only inspiration.

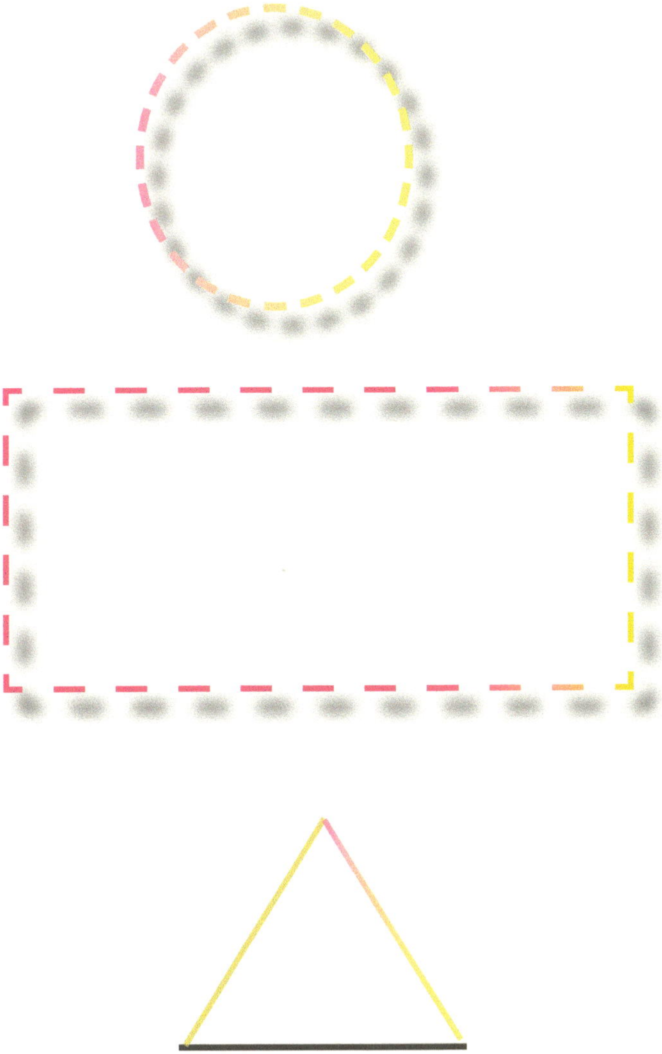

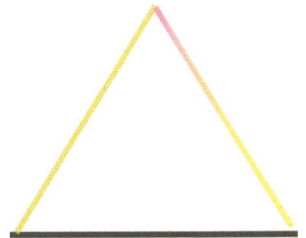

See it.

Training

It is only inspiration.

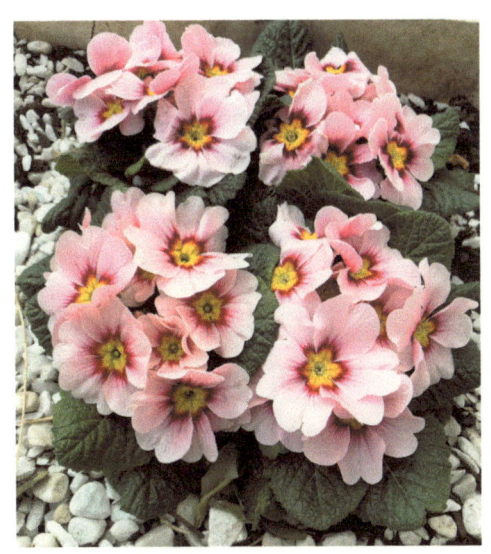

Durchblick, Freude

See it.

Kreativität

32 It is only inspiration.

Kreativität

1
2
3
4
5
6
7
8
9
10
11
12
13
14
15
16
17
18
19
20
21
22
23
24
25
26
27
28
29
30
31

34 It is only inspiration.

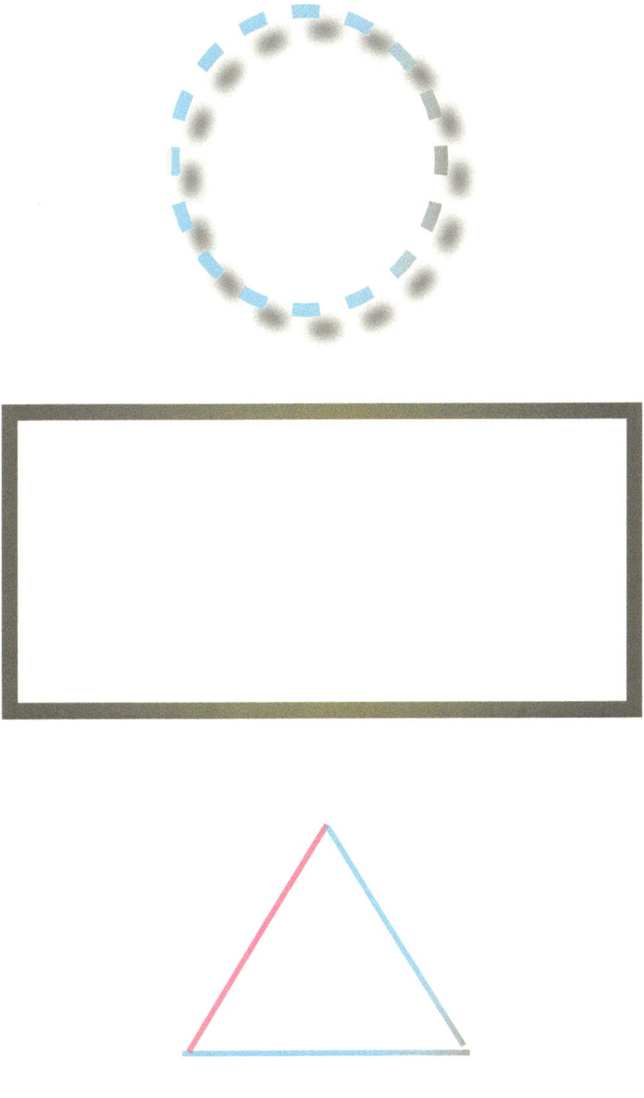

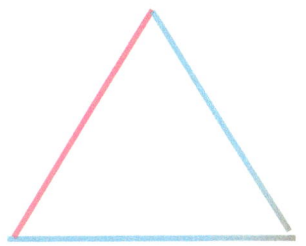

See it.

Training

It is only inspiration.

Was wir von weisen Löwen wissen

Die Tiere in der freien Wildbahn wechseln von der Go-Strategie sofort in die Stopp-Strategie, denn in Ruhe entstehen die besten neuen Kräfte.

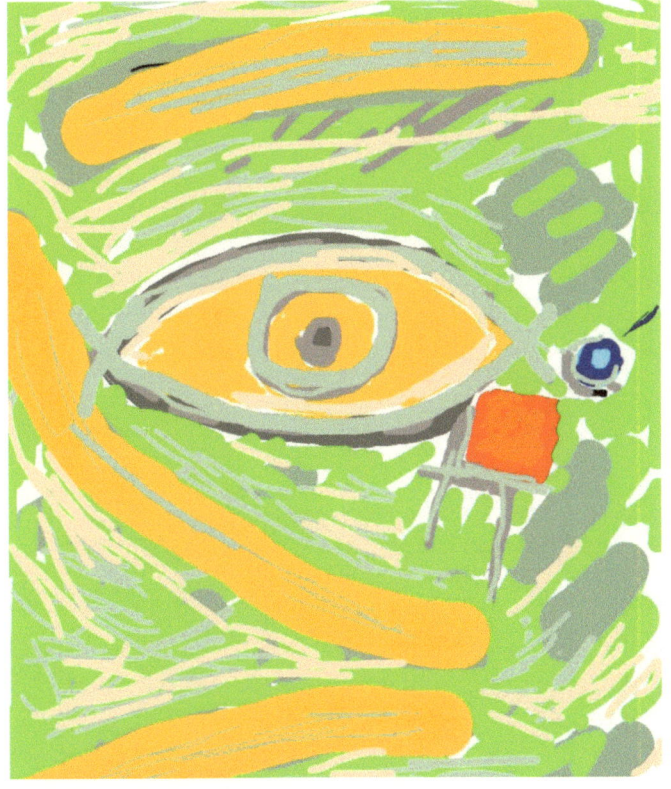

Eye of the cat

See it.

Kreativität

It is only inspiration.

Kreativität

1
2
3
4
5
6
7
8
9
10
11
12
13
14
15
16
17
18
19
20
21
22
23
24
25
26
27
28
29
30
31

40 It is only inspiration.

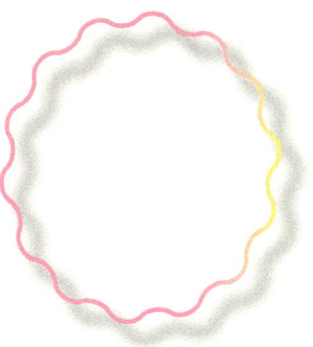

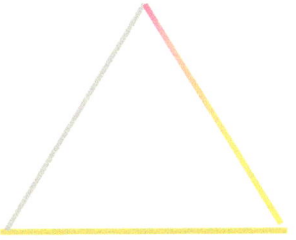

See it.

Training

It is only inspiration.

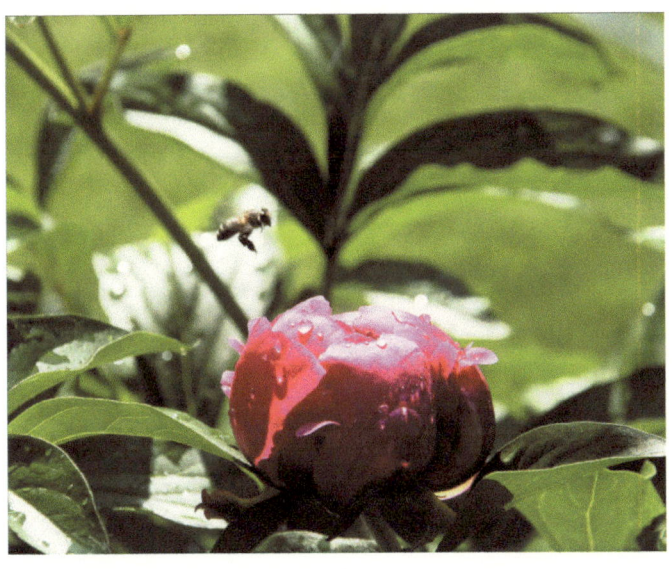

Passgenauigkeit

See it.

Kreativität

It is only inspiration.

Kreativität

1
2
3
4
5
6
7
8
9
10
11
12
13
14
15
16
17
18
19
20
21
22
23
24
25
26
27
28
29
30
31

46 It is only inspiration.

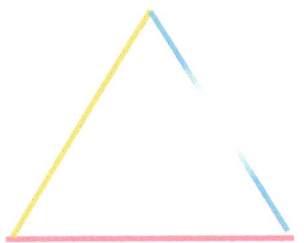

See it.

Übungen:

cleven, jung, stark

It is only inspiration.

See it.

Kreativität

50 It is only inspiration.

Kreativität

1
2
3
4
5
6
7
8
9
10
11
12
13
14
15
16
17
18
19
20
21
22
23
24
25
26
27
28
29
30
31

52 It is only inspiration.

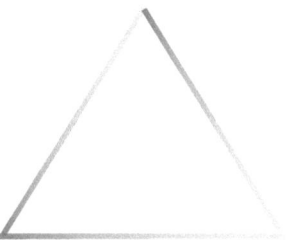

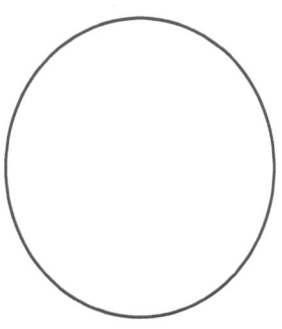

See it.

Strohmann-Argumente, die ich kenne und loslassen kann:

-
-
-
-
-
-
-
-
-
-
-

It is only inspiration.

Ruhe: Argumente, Liebe

-
-
-
-
-
-
-
-
-
-
-

-

See it.

Jänner – Juni

It is only inspiration.

Juli – Dezember

Wortbauer sind Chancenbauer

Wir müssen das, was uns belastet, nicht tragen.
Denn solange wir unsere Liebe bewahren, wird der
Zweifel nie etwas Bedrohliches sein.

Es gibt eine Liebe des Zweifels, die uns echt und rau
erscheint, damit wir wahrhaftig sein können, sonst
nichts.

Nicht der Wissende, sondern der Hörende und der Su-
chende begreift die Liebe, die das Wissen steigert.
Lass die Liebe nur durch die Stille bedrängen.
Der Sinn des Glaubens ist die Liebe zur Unsicherheit.

Durch die Ruhe können wir uns der Liebe nähern. Diese Ruhe ist aus wissenschaftlicher Sicht der Schutz der Zellkappen, der Telomere.

Eine Inspiration ist die Entladung von positiven und negativen Geistesblitzen. Zum Glück sind die Nervenzellen plastisch und flexibel.

See it.

Es ist möglich ...

... genial, einfach und schnell denken wollen,

hier die 3-K-Formel:

- Knipsen – Fotografiere dich ins Ziel, in den Tages-
  ablauf. Dadurch kannst du von Überzeugungen loslassen, wo du weißt, dass sie dich hindern,

- Knistern – Skin in the game, Stell dich dem Stell-
  dichein, der Poesie

- Kooperieren – Schaffe eine Gleichstellung, Position
  auf Augenhöhe, Win-win-Situation.

Du fragst nach den Rosen.
Lauf vor den Dornen nicht davon.
Du fragst nach dem Geliebten.
Lauf vor dir selbst nicht davon.

Rumi

Es b(l)ockt dennoch?

Kennen Sie das Konzept vom roten und vom blauen Ozean? Wenn Sie das Konzept noch nicht kennen, dann sind Sie im roten Ozean ...

Der rote Ozean ist klein, der Markt ist begrenzt; die Leute kämpfen, weinen, streiten ... deshalb ist er rot. Die Leute sind der Meinung, dass sie nichts Besseres verdient haben ...

- Stimulanz: Bewusstsein prüfen, testen ...
  Wenn du frei bist, ist die Motivation da.
  Es ist ein Zeichen der Zivilisation,
  Grenzen zu erweitern oder zu über-
  winden!
  Es ist nur ein Loslassen von Überzeugun-
  gen, die wir als Blockade erkannt haben.

- Dominanz: Kontrastprogramm (Tapetenwechsel)
  Reflexion: Einstellungsänderung bewirkt Wunder. Das ist Reflexion.

- Balance: Wir regenerieren aktiv aus der Mitte,
  wenn wir die Bremsen erkannt haben
  und gezielt loslassen können.

  Training:
  Passgenauigkeit übt die Balance.

Nur 5 - 8 Fragen zum Ziel

Stimulanz: Wer spielt, bewirkt zwei Gewinner.

Wenn die Stimmung abflaut oder aufgebaut werden soll, dann mindestens 5 Fragen stellen, um den Kern der Sache zu erkennen. Denn kein Job stresst uns so sehr, wie die Beziehung.
Und umgekehrt, eine Beziehung macht den Job zur Kleinigkeit und seligmachenden Freude.

- Offenheit: Wohin geht die Reise?
- Substanz: Was möchtest (würdest) Du anders machen?
- Zusammensetzung: Wie schaut es aus?
- Relation: Wie vergleichst Du?
- Quantität: Wieviel schätzt Du?
- Qualität: Großartig.
- Adaptierung: Ich finde was passendes.
- Knappheit: Es ist fünf vor zwölf!
- sozialen Struktur, Familie, Erziehungspersonen sichern Vertrauen und überzeugen.

Aufgrund der Defizitmotivation oder der Inakzeptanz reagieren Menschen nach dem Muster von Angst und Liebe.

Dominanz: Durch die Glaubwürdigkeit erübrigen sich Fragen.
Energie, Motivation, Akzeptanz entstehen.

Balance: Die Kombination oben genannter Emotionen ergeben Genuss, Ernte, Zeiterfüllung.

See it.

Erleuchtung oder Lichtmatsch

Licht bewirkt das grenzenloses Leben.
Vom Licht hängt ab, wann wir müde werden und
einschlafen oder frisch und munter sind. Licht ist
das Gesetz des Anfangs.
Aber auch die Körpertemperatur und viele Rhyth-
men hängen vom Licht ab.

▲   Stimulanz: Bei Tageslicht leisten die Menschen
mehr, sinken die Fehlerquoten und Fehltage.

Der Aufenthalt im Tageslicht integriert die Sinne
im Körper – wir sehen, hören, tasten, riechen und
schmecken.

▲   Dominanz: Am Abend brauchen wir rotes
Licht wie beim Lagerfeuer und in der Früh blau-
es Licht, wie es normalerweise vorkommt. Zum
Tanzen passt gedimmtes Licht, damit unsere innere
Qualität zur Wirkung kommt.

▲   Balance: Licht ist ein Lebensmittel, ein Motiva-
tionsmittel und ein Rhythmusmittel.Deshalb haben die Griechen und die Spanier die höchste Lebens-
wartung

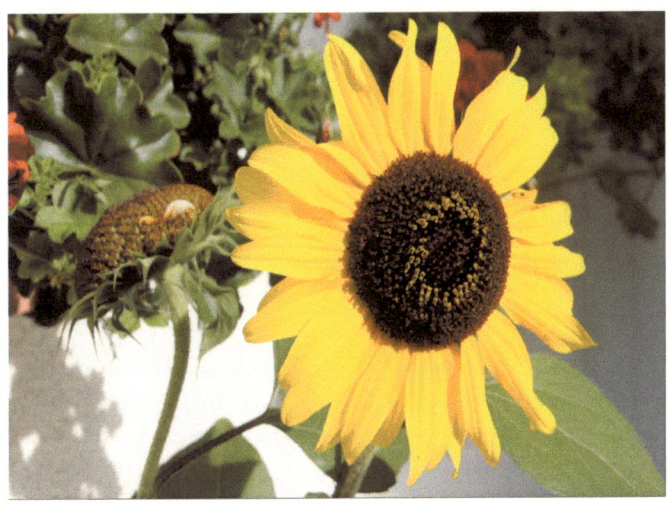

Von den Dirigenten wissen wir, dass sie die höchste
Lebenserwartung haben. Der Schwung der Musik,
der Melodie bringt sehr viel.

m = Potenzial, die Lageenergie
* = Schwingung
c^2 = „Lichtspiel", Freude, Geist

Die Lageenergie ist die Ausgangsposition für bewegliche Energie. Die bewegliche Energie kann nie
höher sein als die Lageenergie.

Pflanzen können dennoch gegen die Schwerkraft
wachsen, da sie vom Licht geleitet werden.

See it.   65

Wirkung an, Wirkung aus - wie geht das?

Was das Licht für die Pflanzen ist, sind die Spielgel-neuronen für den Menschen, um die „Schwerkraft" zu überwinden, sprich, ein Bild vor Augen haben.

Wie der Name schon sagt, spiegeln die Neuronen (Nervenzellen) das, was wir sehen, hören und fühlen, auch wenn wir es nicht gleich bewusst wahrnehmen. Dadurch können wir Gesten erkennen, Stimmungen vorhersagen.

Deshalb machen sich die Künstler die Spiegelneuronen zu nutzen, indem sie verdichtet spüren oder wissen, was die Menschen sehen und hören, wollen.
Ihre Bilder erzielen Millionenwerte.

Kunst, wie wir es in der Natur beobachten.
Das ist ein Wunder, das uns ändert.

Meister des Lichtspiels sind:

- Monet (Frauen im Boot)
- Renoir, Da Vinci, Gauguin
- Rembrandt

Wer den Blick hebt,
sieht mehr.

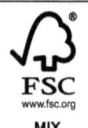